DU

TÆNIA

OU VER SOLITAIRE

DE SES ESPÈCES ET DE SES VARIÉTÉS

Coup d'œil sur l'histoire naturelle et médicale de cet entozoaire

---

DES MÉTHODES EMPLOYÉES JUSQU'A CE JOUR EN MÉDECINE POUR LE COMBATTRE ET LE DÉTRUIRE
NOUVEAU MODE DE TRAITEMENT PAR LE TÆNIFUGE
PUY (Laurent), CHIMISTE
Lauréat, membre de plusieurs Sociétés savantes

PAR

Le Docteur Louis CHAPOT

Licencié ès-sciences,
Professeur de sciences physiques, ancien chef de clinique médicale de l'École de médecine à l'Hôtel-Dieu de Lyon ;
Ancien chef des travaux chimiques du Lycée de Lyon,
Ex-chargé de cours à l'École de médecine de la même ville (chaire de zoologie, chaire de thérapeutique et de matière médicale),
Ex-membre du jury d'examen de fin d'année et des concours des prix de la même école,
délégué cantonal pour la surveillance et l'inspection des écoles primaires à Lyon,
Lauréat, membre de plusieurs Sociétés savantes, etc., etc.

Magis experiendo quàm discendo.

PRIX : 2 FRANCS

PARIS	LYON
F. SAVY, ÉDITEUR	P. MÉGRET, LIBRAIRE
24, rue Hautefeuille, 24	57, quai de l'Hôpital, 57

1875

DU

TÆNIA

OU VER SOLITAIRE

DE SES ESPÈCES ET DE SES VARIÉTÉS

Coup d'œil sur l'histoire naturelle et médicale de cet entozoaire

---

DES MÉTHODES EMPLOYÉES JUSQU'A CE JOUR EN MÉDECINE POUR LE COMBATTRE ET LE DÉTRUIRE

NOUVEAU MODE DE TRAITEMENT PAR LE TÆNIFUGE

PUY (Laurent), CHIMISTE

Lauréat, membre de plusieurs Sociétés savantes

PAR

Le Docteur Louis CHAPOT

Licencié ès-sciences,
Professeur de sciences physiques, ancien chef de clinique médicale de l'Ecole de médecine à l'Hôtel-Dieu de Lyon ;
Ancien chef des travaux chimiques du Lycée de Lyon,
Ex-chargé de cours à l'Ecole de médecine de la même ville (chaire de zoologie, chaire de thérapeutique et de matière médicale),
Ex-membre du jury d'examen de fin d'année et des concours des prix de la même école,
délégué cantonal pour la surveillance et l'inspection des écoles primaires à Lyon,
Lauréat, membre de plusieurs Sociétés savantes, etc., etc.

Magis experiendo quàm discendo.

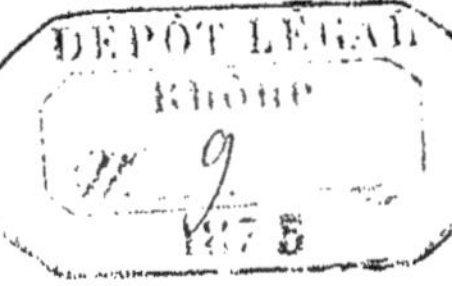

PARIS
F. SAVY, ÉDITEUR
24, rue Hautefeuille, 24

LYON
P. MÉGRET, LIBRAIRE
57, quai de l'Hôpital, 57

1874

AVANT-PROPOS

L'étude des animaux parasites chez l'homme a été de tous les temps, de la part des anciens, comme de celle des modernes, le sujet de longues et incessantes méditations, de nombreuses recherches. De multiples investigations ont été entreprises, soit au point de vue de leur histoire naturelle, de leur structure anatomique, des fonctions physiologiques, soit enfin au point de vue médical et thérapeutique, c'est-à-dire de leur destruction. Quel vaste champ d'études, quel immense horizon pour le naturaliste comme pour le médecin!

Que d'inconnus, que d'impénétrables mystères à sonder, mais aussi que de tâtonnements pour y arriver; que de rudes et patients labeurs pour l'homme de science, labeurs souvent stériles, rebutants parfois, avant d'atteindre la lumière dans ce labyrinthe, si difficile à parcourir et si obscur à l'origine, comme à l'aurore de toutes les connaissances humaines.

Aujourd'hui que la science de l'homme, celle des animaux qui l'entourent, et auxquels il commande en dominateur souverain, a fait tant de progrès; à mesure que les moyens d'investigation se sont développés et perfectionnés, empruntant tour à tour au domaine des sciences physiques ses découvertes, ses moyens d'études, peut-on dire que nous sommes arrivés à déchirer, à faire tomber complètement le voile qui nous cachait les mystères de la création? Hélas! non, il faut bien l'avouer; si nous avons parcouru de nombreuses étapes, si nous avons planté de nombreux jalons, dans ce champ aride, pierreux, où tant d'infatigables pionniers ont fouillé le sol pour y découvrir et y faire fructifier des richesses inconnues jusque-là, combien nous reste-t-il aussi de vastes terrains inexplorés, ou du moins dont les replis, à peine remués encore, n'ont pas donné à la science tout leur contingent de lumières!

N'est-ce pas surtout à propos des animaux inférieurs dans l'ordre de la création que l'on peut dire avec le grand fabuliste:

> Et ce champ ne se peut tellement moissonner
> Que les derniers venus n'y trouvent à glaner.

Courage donc, à l'œuvre; qu'armés du microscope du physiologiste, du scalpel de l'anatomiste, des réactifs si sensibles du chimiste, des méthodes et de l'esprit d'analyse du physicien, de nouveaux ouvriers succèdent aux premiers, et viennent les relever dans cet immense chantier, où tant de matériaux attendent encore la main de l'architecte qui les coordonnera, non pour compléter et terminer l'édifice de la science, ce qui est l'œuvre des siècles et des générations successives, mais pour la faire avancer.

Que chacun se mette résolûment au poste de combat, car il faut combattre et combattre sans relâche sous peine de rétrograder, pour arracher à la nature ses secrets et pénétrer ses mystères.

L'homme a asservi à ses lois, et a fait concourir à sa puissance tous les éléments de la création, ces grands agents, l'eau, l'air, le feu et l'électricité, avec lesquels il a produit la vapeur, rapproché les distances au point de les effacer. Avec ces agents il a perforé les montagnes, sondé les entrailles de la terre, pénétré dans les abîmes de la mer, commandé à la foudre et l'a maîtrisée, maintenu et emprisonné les flots en les endiguant ; il s'est élevé dans les airs, etc., etc., rien ne lui a échappé. Il a étudié les animaux : il s'est approprié ceux qui lui sont utiles, nécessaires, soit pour sa nourriture, soit pour en faire les auxiliaires de ses travaux.

Il s'est appliqué aussi à bien connaître ceux qui lui sont nuisibles, dangereux, mortels bien des fois. Il les a domptés ou détruits, en mettant en usage tous les moyens possibles pour atteindre ce but.

A-t-il toujours réussi ? Oui, bien des fois, mais non pas toujours, il faut le confesser et avec humilité. Il est surtout parmi ces animaux, qu'il peut à bon droit considérer comme ses ennemis, des êtres infimes, à organisation pauvre et rudimentaire, si on la compare à la richesse, à la magnificence de sa propre structure. Ces animaux lui font une guerre incessante, lente, opiniâtre, cruelle dans ses effets par des ravages qui amènent souvent la mort. Ce sont ces animaux parasites, vivant aux dépens de sa propre substance, minant sourdement les sources de la vie, et dont il a bien des fois dédaigné l'étude, qu'on nous permette cette assertion, comme indigne de son attention, mais avec lesquels il faut tôt ou tard savoir compter. Ce sont ces ennemis terribles qui viennent souvent l'arracher à son incurie, et le ramener à la triste réalité.

Parmi ces êtres destructeurs, nous trouvons en

première ligne les entozoaires, ces vers intestinaux, auxquels tous les animaux vertébrés sont sujets, à commencer par l'homme. Les mammifères, les oiseaux, les reptiles, les poissons sont tous plus ou moins soumis à leur fatal empire de destruction.

On sait qu'indépendamment des parasites intestinaux, il y a d'autres parasites qui vivent dans le foie, les reins, le cerveau, les poumons, les muscles, le tissu cellulaire, la peau, etc., etc., et qui tous nous font, ainsi qu'aux autres animaux vertébrés, une guerre sourde, mais sans trêve et de tous les instants.

On prévoit déjà comme il est difficile de bien connaître leur mode de formation ou éclosion, le *modus vivendi* ou manière de vivre dans notre intérieur. On voit par conséquent, *a fortiori,* combien il est difficile de les combattre, combien sont obscurs les moyens d'investigation ; combien ont été, jusqu'à ce jour, incertains et impuissants les moyens de destruction ; quelle dose il faut de persévérants efforts pour arriver à les combattre, à les détruire sans porter atteinte à l'édifice sur lequel ils sont implantés, et cela avec une ténacité souvent désespérante !

Beaucoup d'observateurs, de médecins éclairés et consciencieux, de savants naturalistes, de chimistes habiles ont dirigé leurs travaux, dans le but d'arriver à la connaissance exacte de ces êtres malfaisants, véritable fléau de l'espèce humaine et des races qui ont de l'analogie avec la nôtre.

Combien il reste encore à faire pour asseoir solidement le faisceau de nos connaissances sur cet important sujet, et l'établir sur des bases certaines, à l'aide de faits indiscutables, longuement, savamment observés et étudiés. Nous laisserons le soin aux physiologistes et autres savants que l'Institut est fier de compter dans son sein, de déchirer le voile qui cache encore tant de mystères, et nous renfermant nous-même dans un rôle plus modeste et plus restreint, nous nous en tiendrons simplement à la question thérapeutique d'un groupe d'entozoaires, les tœnioïdes ou tœnioïdés chez l'homme.

A lui seul ce champ, ainsi limité, est encore assez vaste pour donner satisfaction à une ambition plus étendue que la nôtre. Pour nous, en effet, sans nous être livré à d'opiniâtres et minutieux travaux microscopiques, à des études de longue haleine, à des recherches physiologiques toujours obscures, et par conséquent difficiles sur le *Tænia*, ses scolex avec leurs évolutions ou métamorphoses, sa génération ou mode de reproduction, en un mot, sa propagation dans l'intestin de l'homme, nous avons néanmoins étudié avec soin ce géant des entozoaires; nous avons examiné avec une scrupuleuse attention toutes les espèces et variétés de *Tænias* qui se rencontrent sous diverses latitudes. Nous avons consulté les nombreux travaux, si variés entre eux, d'une foule de savants, dont les opinions nous ont offert de sérieuses divergences. Nous avons coordonné des faits épars et souvent disparates; nous les avons condensés, réunis; nous en avons fait une sorte de synthèse; nous les avons groupés, après les avoir analysés avec soin. Nous avons enfin abordé le côté vraiment pratique pour le médecin, la question thérapeutique ou la destruction du *Tænia*, après avoir passé en revue, après avoir expérimenté par nous-même toutes les méthodes préconisées jusqu'à ce jour, tant en France qu'à l'étranger, dont quelques-unes, réputées souveraines, nous ont donné bien des fois des résultats négatifs. C'est donc le produit de faits pratiques que nous venons, sans autres prétentions que celles d'être utile, offrir au corps médical. Heureux si nos honorables confrères, pour lesquels nous écrivons, peuvent en retirer quelques fruits pour leurs malades. Nous n'avons certes pas la prétention de leur donner des conseils, encore moins la témérité de les guider dans le choix d'un traitement, que nous laissons à leur sagacité.

Nous ne prétendons pas non plus leur apprendre l'histoire naturelle du *Tænia*, sa physiologie qu'ils connaissent aussi bien que nous ; nous leur offrons simplement et cordialement les fruits d'une certaine expérience, acquise tout à la fois, et dans le professorat, alors que nous occupions la chaire de thérapeutique et de matière médicale à l'Ecole de médecine de Lyon, expérience acquise aussi par une étude toute spéciale des ravages causés par cet entozoaire et des moyens de le combattre. Nous leur rappellerons que nous nous mettons à leur entière disposition pour contrôler, à l'aide de leurs lumières, tout ce que nous allons exposer sur le *Tænia* et son mode de traitement le plus simple, le plus rationnel et surtout le plus inoffensif. Nous leur soumettrons une nombreuse et riche collection de ces animaux parasites, combattus et recueillis vivants, au moment même de leur expulsion de l'intestin, puis conservés dans des flacons d'alcool, et cela par la méthode spéciale dont nous les entretiendrons.

Dans tous les cas, nous réclamons d'eux un impartial et minutieux examen des faits que nous articulons. Quant à leur bienveillance, à laquelle nous avons toujours attaché le plus grand prix, elle est et sera le résultat d'une bonne, loyale et longue confraternité ; nous ferons tous nos efforts, qu'ils en soient convaincus, pour la conserver et la mériter toujours de plus en plus.

Dr L. CHAPOT.

DU

TÆNIA OU VER SOLITAIRE

Depuis l'humble violette, qui se cache modestement sous l'herbe fraîche de nos prairies, jusqu'au cèdre altier du Liban, qui perd majestueusement sa tête dans les nues argentines, tout est médicament dans la nature.

(MONTAIN, *Leçons de thérapeutique et de matière médicale.*)

Sa définition

On donne le nom de *Tænia*, du grec ταινια, bandelette, ruban, à un animal parasite, c'est-à-dire vivant aux dépens d'autres individus παρα, auprès σιτος, nourriture. C'est un entozoaire, naissant et vivant dans l'intestin de l'homme εντος dans ζωον, animal, rubaniforme, plissé en travers, mince et aplati, comme son nom l'indique, mais très-improprement appelé *ver solitaire*, car il lui arrive fréquemment de coexister et de vivre en compagnie avec plusieurs sujets de son espèce dans le même intestin. L'expérience a en effet démontré, et c'est là un fait acquis à la science, que plusieurs *Tænias*, trois, cinq et même sept, ont été simultanément rendus par des malades. C'est donc purement pour nous conformer à la nomenclature vulgaire, et par condescendance pour l'usage, que nous lui conservons l'épithète de *solitaire*. On en connaît de nombreuses espèces qui sont propres à différents animaux.

Notre but est de ne nous occuper que de celui de l'homme.

Classification zoologique

Quelle est la plus rationnelle classification, la véritable place dans l'échelle zoologique de cet ennemi terrible pour nous? L'illustre Cuvier, dans son admirable division du règne animal, rangeait cet invertébré dans le grand embranchement des zoophites (quatrième embranchement du règne animal), qu'il divisait en cinq classes, comme il suit : les *échinodermes*, les *vers intestinaux*, les *acéphales*, les *polypes* et les *infusoirs*.

Mais aujourd'hui, l'état de la science accusant d'immenses progrès, de nombreuses découvertes, depuis le moment où écrivait le prince des zoologistes, nous sommes obligé d'apporter une modification à sa classification, disons de suite, sans nous arrêter à de longues et stériles dissertations, étrangères au but que nous nous proposons, que les auteurs ne s'accordent pas entièrement sur les modes de division. C'est ainsi que Milne Edwards diffère du professeur d'histologie de la Faculté de médecine de Paris, M. Charles Robin. Pour le premier, le *Tænia* rentre dans la classe des *entozoaires* (sous-embranchement des *zoophites* vermiformes), point de dispositions rayonnées ; corps presque toujours vermiforme et symétrique. En général, un canal digestif à deux ouvertures distinctes, situées aux deux extrémités du corps. Le *Tænia* appartiendrait à l'ordre des *entozoaires* parenchymateux qu'il subdivise en cinq familles : les *trématodes*, les *planaires*, les *acanthocéphales*, les *tœnioïdes* et les *cestoïdes*. Suivant MM. Charles Robin et Littré, le *Tænia* ne serait qu'un genre d'*entozoaire* de la famille des *cestoïdes*, de la classe des *helminthes*, ζεστος festonnés, disposés en forme de feston. En voici les principaux caractères : corps mou, cylindrique, plissé en anneaux près de la tête, ailleurs très-mince, aplati en articles bien distincts, se séparant facilement (*Tænia* proprement dit). La tête présente deux ou quatre ventouses avec des crochets caducs en avant. Ces crochets sont disposés tantôt par paires, tantôt sur deux rangées, disparaissant souvent chez l'adulte. On remarque, près des ventouses, une série de quatre à six ganglions, qui auraient des ramifications très-ténues dans les environs. Cou toujours très-mince, allongé, plissé, plutôt qu'articulé. Enfin le corps, formé d'un grand nombre d'articles, dont chacun est large et hermaphrodite, ne présentant pas d'autres organes que ceux de la génération.

L'appareil mâle est constitué par un testicule avec vésicules où naissent les spermatozoïdes. Vient ensuite un canal flexueux renfermant le fluide fécondant, et aboutissant à une cavité où arrivent les œufs, ou bien encore souvent à côté de l'orifice génital femelle. Dans ce cas, le canal prend la forme d'une sorte de pénis. Quant à l'appareil femelle, il faut noter qu'il est toujours plus vaste, plus compliqué que l'appareil mâle ; ses ramifications remplissent chacun des articles. Lorsque les œufs sont sortis et fécondés, ils éclosent et subissent alors différentes transformations ou phases d'évolutions, suivant les êtres ou espèces. Nous ne pousserons pas plus loin la description zoologique des *cestoïdes*, ce qui nous forcerait à sortir de notre sujet, que nous ne devons pas perdre de vue, la question thérapeutique avant tout.

Nous renverrons donc les lecteurs, pour lesquels ces détails déjà longs, paraîtraient insuffisants, aux traités spéciaux.

Là, ils trouveront sur la génération de ces vers, leur mode de propagation, de transmission d'un animal à un autre, de longues et savantes dissertations, au milieu desquelles il leur sera parfois bien difficile de se reconnaître et de s'orienter. Il ne faut pas perdre de vue que nous avons affaire très-souvent à des infiniment petits, difficiles à saisir, et dont on ne peut suivre les traces qu'à l'aide d'excellents instruments d'optique; que ces infiniment petits s'altèrent à chaque instant au contact de l'air et des liquides, dans lesquels on les plonge pour les conserver et les étudier; que ces êtres organisés sont moux, pulpeux, comme gélatineux, que les liquides qui entrent dans leur composition s'évaporent rapidement; que le résultat de cette évaporation altère la forme primitive; amène le dessèchement ou dessication complète, après laquelle l'étude n'est plus possible. Au surplus, il n'en est pas en histoire naturelle comme en chimie ou en physique. Ici on renouvelle l'expérience à volonté, on la fait naître quand on veut, soit à l'aide de réactifs qu'on a toujours à sa disposition dans le laboratoire, soit avec le secours d'instruments dans le cabinet de physique. En physiologie il n'en est pas ainsi. Il faut avoir des sujets sous la main et on ne les rencontre pas toujours. Rien n'est plus facile en chimie d'obtenir un précipité, une double décomposition. Quelques solutions, quelques éprouvettes, de l'eau distillée, suffisent pour opérer indéfiniment. En physique, on trouve toujours des instruments de précision, balance, thermomètre, etc., pour le physiologiste, il n'en est pas ainsi, nous l'avons déjà dit. Le chimiste et le physicien disposent de l'expérience, elle est toujours là, on la renouvelle à volonté. Quant au physiologiste, au contraire, c'est moins l'expérience que l'observation qui est son critérium. L'observation surtout, quand elle est du domaine des phénomènes de la vie, doit être saisie par les cheveux, qu'on nous passe l'expression, et cela quand elle se présente. On voit déjà la difficulté d'observer, surtout de bien observer. Nous n'en dirons pas davantage, nous renverrons donc à l'étude des scolex, proto et deuto-scolex, proglottis, strobiles, cysticerques et èchinocoques, etc., le lecteur désireux de plus amples dissertations sur l'embryologie des entozoaires ; pour nous, ce serait sortir de notre sujet que de pousser plus loin les investigations.

Quoi qu'il en soit, notre but n'étant pas de disserter longuement sur le plus ou moins de mérite de telle ou telle classification, en un mot, de faire de l'histoire naturelle, mais simplement de la thérapeutique, nous adopterons la méthode de ces derniers, et, rentrant dans la question descriptive, nous dirons avec eux, et en cela nous serons d'accord avec tous les auteurs modernes :

Le *Tænia* est un ver plat, dont le corps composé d'un grand nombre d'anneaux articulés vit dans l'intérieur de l'homme (ordinairement dans l'intestin grêle), s'attachant à ses parois à l'aide d'une sorte de tentacule ou suçoir, espèce de crochets rétractiles, dont la tête est armée. Ces crochets sont comme cornés ou, si l'on veut, d'une nature cartilagineuse.

Sa longueur est de plusieurs mètres; elle varie infiniment. Le plus communément elle est de six à huit mètres. Cependant, dans quelques cas, elle peut atteindre de bien plus grandes proportions. Toutefois, on nous permettra de douter de la véracité de ces relations fantastiques de *Tænias*, de cent, deux cents mètres et plus encore, qui auraient été rendus par des malades, et cela en une seule fois.

Cependant nous ne pouvons nous dispenser de mentionner le fait de ce paysan, dont parle Van Doëveren, qui aurait rendu un *Tænia* de 150 pieds (environ 50 mètres). Rosenstein va plus loin ; il cite dans ses œuvres un enfant duquel il aurait été expulsé un fragment de 300 pieds et plus, soit cent mètres ; tout cela n'est encore rien auprès des relations de Baldinger qui prétend avoir vu un *Tænia* de 700 pieds (soit 233 mètres environ). Enfin, citons, pendant que nous y sommes, et pour terminer, la relation qui dépasse tout ce que nous venons de dire, et qu'on trouve consignée dans les actes de Copenhague, d'un *Tænia* de *huit cents aunes,* soit enfin plus de 800 mètres. Avouons-le, l'imagination recule épouvantée. N'y a-t-il pas là quelque chose qui ressemble au *fameux serpent de mer ;* nous pouvons à coup sûr et dans tous les cas classer ensemble ces *Tænias* dans la même famille, celle des *canards*, qu'on nous permette cette plaisanterie. Où l'imagination, une fois en campagne, va-t-elle s'égarer ? Nous avouons ici être, et bien des gens seront comme nous, du tempérament de saint Thomas, qui ne crut qu'après avoir vu. Nous affirmons donc et carrément que nous ne croyons à rien de semblable.

La tête, la partie la plus importante à connaître, est très-petite, tuberculeuse, supportée par un long cou filiforme qui s'élargit peu à peu, à mesure qu'il va se souder avec le reste du corps. Cette tête est garnie de quatre petits suçoirs, entre lesquels on observe une éminence, entourée d'une couronne de crochets de nature rétractile. Au centre est la bouche, une sorte de trompe.

Bosc considère les suçoirs du *Tænia* comme des espèces de ventouses destinées à fixer ces animaux contre les parois de l'intestin. Cette opinion, que nous partageons complètement, est confirmée par le fait que, des *Tænias* placés après leur expulsion dans des vases destinés à les recevoir, s'attachent fortement aux corps étrangers mis en contact avec eux, comme le fait la sangsue.

DIVISION DES TÆNIAS

DANS L'ESPÈCE HUMAINE

On distingue aujourd'hui sur l'homme trois espèces de *Tænias :* 1° le *Tænia armé* ou *Tænia solium*, de Linnée, appelé encore *Tænia cucurbitus*, par Lamarch ; 2° le *Tænia non armé* ou *Tænia large, Tænia inermis, Tænia lata, Tænia vulgaris*, appelé encore *Tænia médicanellé, Tænia médicanellata* küchenmeister ; 3° le *Tænia nana, Tænia nain*, Siébold, Van Beneden ou encore *Tænia échinococus*.

Du temps d'Hippocrate, tout se réduisait à la connaissance fort incomplète d'une seule espèce de *Tænia*. Plater Tyson, Sennert, sont les premiers auteurs qui en ont admis deux espèces. Plus tard, Bréra, Charles Bonnet, Bremzer, Goëtz, sont venus confirmer l'opinion des premiers. Citons encore les travaux d'Olfers, de Linnée, de Zéder, de Lamarck, d'Andry de Bruguières, de Leclerc, de Vallisnieri, de Haën, de Blumenback, de Hufeland, de Goëze et surtout ceux de l'immortel Cuvier, et des savants professeurs Rudolphi et Gmelin.

Donnons une rapide description des trois espèces principales, en traçant, sommairement et à grands traits, les caractères généraux et essentiels, propres à chacune d'elles, qui permettront de les distinguer assez nettement sans jamais les confondre.

Quelques auteurs ont parlé du *Tænia canina* ou *Tænia* de chien, trouvé chez l'homme, à tête armée, corps grêle et petit, Linnée, Buniva, Werner.

On a parlé aussi du *Tænia visceralis*, mais il est aujourd'hui parfaitement établi qu'ils ont confondu plusieurs entozoaires différents les uns des autres, et parmi eux se trouverait la *fasciole* du foie ; Laënnec a appelé sur cette erreur l'attention des médecins et en a fait justice.

Commençons par le *Tænia solium* de Linnée ou *Tænia armé*, celui dont nous avons déjà esquissé plus haut les caractères de la tête. Nous avons dit qu'elle est supportée par un long cou filiforme, presque cylindrique et non articulé. A ce cou succède, sans transition brusque, un corps plat, dont la longueur varie d'un demi-millimètre à cinq, jusqu'à dix millimètres, et même au delà. Sa couleur est ordinairement d'un blanc mat, quelquefois grisâtre ou jaunâtre, offrant parfois comme une teinte d'un blanc sale et terne. Sa consistance molle est peu résistante, presque gélatineuse, comme pulpeuse ; aussi casse-t-il à la moindre traction. Leur corps, rempli d'une sorte de parenchyme celluleux, est mou, variant énormément de consistance et d'épaisseur ; il est quelquefois si mince, qu'il est transparent ou même translucide. Les *Tænias* n'ont ni cavité abdominale, par conséquent, ni intestins à proprement parler. On les regarde comme doués d'une sensibilité très-obtuse. Leur système nerveux est peu connu et couvert encore d'un voile épais. On trouvera dans les ouvrages de Werner, E. Bloch, Pallas, Carlisle Konig, d'intéressants détails auxquels nous renvoyons le lecteur. Il est formé d'anneaux articulés qui, séparés entre eux, ressemblent assez bien à des graines de melon ou de petites courges. C'est cette analogie qui leur a valu le nom de *Cucurbitain*, nom impropre, car cette dénomination, qui ne rappelle qu'une forme, ne saurait constituer une espèce ni même une variété.

Les Cucurbitains, en effet, ne sont pas des vers isolés entre eux, mais bien des parties distinctes d'un même ver, en un mot, des parties du même tout. Les articles sont plus longs que larges et, par conséquent, ils ne forment point des tétragones équilatéraux, comme cela a lieu chez une autre espèce dont nous parlerons. Ils sont pourvus d'une sorte d'orifice sexuel, disposé au bord même des articles, et non au milieu comme chez le *Bothriocéphale*, ver qui a une certaine analogie avec le *Tænia*, mais qui en diffère essentiellement, notamment par la forme de sa tête, comme nous le verrons plus loin. Le corps du *Tænia*, vu dans son ensemble, représente assez bien un long ruban plissé en travers. La tête du *Tænia* armé, dont nous avons déjà donné les caractères principaux, est fort petite, et ce n'est qu'à l'aide d'un microscope ou d'une forte loupe, qu'on peut bien l'étudier ;

elle n'est point perforée comme on l'a cru longtemps. C'était là une erreur dont une observation et une étude plus attentive ont fait justice, bien que cette tête soit pourvue d'une sorte de trompe, ainsi que de quatre ventouses sans orifice, comme chez les Cysticerques. Ce serait donc par une sorte d'endosmose que se transmettraient, dans deux tubes longitudinaux et sans discontinuité, les liquides nourriciers que le *Tænia* absorbe dans le corps de l'homme aux dépens duquel il vit.

Nous avons déjà mentionné l'existence d'orifices sexuels sur chaque anneau, en alternant l'un à droite, l'autre à gauche.

Les *Tænias* sont donc androgynes ou hermaphrodites, se fécondant eux-mêmes, comme les plantes qui offrent la même disposition dans les organes reproducteurs. Il y aurait de longues pages à écrire pour exposer les diverses opinions des auteurs sur ce point si obscur autrefois, et si controversé encore de nos jours, sur le mécanisme de la reproduction de ce parasite, sur les phénomènes physiologiques, les métamorphoses multiples du scolex ou embryon, sorti de l'œuf du *Tænia*. Nous négligerons toutes les théories spéculatives sur ce sujet, pour aborder plus vite le côté pratique de notre travail, renvoyant, comme nous l'avons déjà fait, le lecteur aux traités spéciaux de zootomie.

Pour démontrer leur vitalité opiniâtre, deux auteurs recommandables, Coulet et Rosen, arffiment avoir placé des *Tænias* dans un liquide bouillant pendant douze heures, où ils ont pu vivre ainsi sans périr. Avouons-le encore ici, notre foi n'est pas assez robuste pour accepter une telle assertion, impossible à admettre. Nous avons répété, et d'autres l'ont fait comme nous, de telles expériences qui ne nous ont jamais donné de semblables résultats. Nous avons vu le *Tænia*, immobile d'abord, se ranimer et se mouvoir dans de l'eau chaude, où l'on avait peine à tenir la main, se livrer à des mouvements ondulatoires, mais au bout d'un certain temps rester inerte, il était mort.

Quels sont les climats, les contrées où se rencontre le *Tænia solium* qui nous occupe ?

On ne le rencontre pas sous toutes les latitudes ; il y a des régions qui lui sont propres, d'autres où il se trouve moins souvent, d'autres enfin d'où il semble exclu et où on ne le voit jamais, ou du moins presque jamais. Les régions qui ont le triste privilége de le posséder et de le voir se multiplier avec une désolante facilité, sont en premier lieu, la France, la Suisse, la Hollande, l'Orient, l'Egypte, certaines parties de l'Allemagne et de l'Italie. Il ne se rencontre pas en général là où vit le *Bothriocéphale*, et ce n'est qu'à l'état d'exception qu'on trouve ces deux ennemis de l'espèce humaine, vivant dans la même contrée, et jamais, c'est là, du moins, l'opinion accréditée, ils ne vivent ensemble sur le même sujet. Cela est fort heureux pour nous, car leurs ravages combinés eussent produit de terribles désordres sur notre organisme.

Le *Tænia* se rencontre à toutes les époques de l'année sans distinction.

Quels sont les âges, en d'autres termes, quelles sont les époques de la vie où se rencontre le *Tænia* ?

Il se trouve à toutes les périodes de l'existence humaine,

mais il est plus fréquent chez l'adulte. On le voit assez souvent aussi chez de jeunes enfants, et quelquefois même chez des enfants à la mamelle, expulsé de temps à autre par fragments assez considérables de plusieurs mètres à la fois. Nous pouvons citer un cas d'un enfant de cinq jours, à Lyon, qui, à notre connaissanee, a été réellement asphyxié par un énorme *Tænia*, et qui, quelques minutes avant d'expirer, en a rendu des fragments par la bouche; il entraîna donc la mort de la petite créature, chez laquelle il avait pris naissance. Evidemment, ici, ce parasite existait pendant la vie intra-utérine, lorsque l'enfant était encore dans le sein de sa mère. En effet, s'il en était autrement, et pour affirmer le contraire, il faudrait admettre un développement, chez le *Tænia*, aussi rapide que celui des champignons, ce qui n'est pas; c'est là une opinion que personne n'oserait soutenir sérieusement.

Quelle est la durée de la vie du *Tænia*?

Ce point est encore obscur dans l'état de la science, cependant on pourrait dire, en restant dans le vrai, qu'il a la même durée, la même longévité que l'individu chez lequel il vit, si rien ne vient le combattre et le détruire. Dans tous les cas, il meurt toujours en même temps que le sujet sur l'intestin duquel il est implanté, vivant et se nourrissant à ses dépens, en véritable parasite qu'il est. On a vu des vieillards d'un âge fort avancé, porteurs de *Tænias* dès leur plus tendre enfance et les ayant gardés ainsi toute leur vie. On pourrait donc affirmer *a priori*, que le *Tænia*, et nous ne parlons ici que de celui de l'homme, a la même durée d'existence que ce dernier. Mais cette assertion, qui ne serait, selon nous, qu'une simple hypothèse, nous allons le démontrer, ne peut rigoureusement être soutenue. En effet, nous savons déjà que le *Tænia*, qui n'est pas toujours seul, comme on le pensait, par conséquent est loin d'être *solitaire*, suivant la croyance populaire, si fortement implantée et enracinée dans l'esprit du vulgaire. Quel est, en effet, le médecin, le naturaliste qui pourraient affirmer ici et soutenir, sans crainte de recevoir un démenti par l'observation la plus attentive, la plus scrupuleuse, que c'est toujours le même ver qui fait ou a fait sentir ses ravages sur le même individu pendant la durée d'une longue existence? Ne pourrait-il pas arriver, et cela est probable, qu'à un ver mort et expulsé au dehors, succédât un autre ver coexistant avec lui, et dont la vie, indépendante de celle du premier, semblerait de prime abord en être la continuation? On peut aller plus loin encore et dire : N'est-il pas permis d'admettre l'existence d'un seul ver, un véritable *Ver solitaire* alors, suivant la rigueur de l'expression, chez un sujet, y déposant ses germes ou scolex avant de disparaître lui-même, et donnant naissance ainsi à un nouvel être ou nouveau ver? Ce nouveau ver, bien distinct du premier, dont l'existence est arrivée à son terme, qui a été rendu par fragments ou même tout entier, ne peut-il pas donner le change à l'observateur et au malade lui-même, et faire croire au même être, à la même existence, alors qu'il n'en serait rien? Est-ce que le nouveau germe, le nouveau scolex, dont rien ne décelait la présence, ayant enfin passé par toutes les métamorphoses, subi toutes les transformations successives, n'a pas pu ainsi atteindre sa dernière évolution et arriver à l'état de ver parfait, manifester sa présence, alors qu'il était rationnel d'admettre toujours l'existence du premier, dont les fragments auraient été rendus ? Qui oserait dire qu'il n'y a pas là une série de générations successives, au lieu d'une seule et même existence ? On voit par là que d'observations, que d'études il reste encore à faire pour pouvoir se prononcer avec certitude sur cette obscure et importante question de la durée de la vie du *Tænia*.

Une autre question, bien autrement grave que celle que nous venons de soulever, se présente à notre esprit, et nous l'avouons, nous sommes plus impuissant encore à la résoudre. Ici encore il faut se résigner à marcher à tâtons dans le champ de l'hypothèse, champ fertile pour l'imagination, mais ingrat et aride pour l'observateur dégagé des théories spéculatives. Cette question, la voici, elle est complexe : Quel est le mode de formation ou d'éclosion du *Tænia* ?

Ici nous nous trouvons en présence d'un de ces mystères insondables de la nature, et devant lequel toute la science de l'homme semble s'évanouir et se réduire à peu de chose. Plus il cherche, plus il fouille, plus il doit paraître convaincu de son impuissance, en bien des cas, à pénétrer, à dévoiler complètement les secrets de Dieu ! Doit-il néanmoins renoncer pour cela à chercher ? se borner à s'incliner, et accepter purement et simplement les faits ? Certes, non. Il faut redoubler d'ardeur, persévérer et ne jamais oublier que l'homme, placé à la tête de la création, en recevant du Souverain Maître une intelligence qui est une émanation divine, à l'aide de laquelle il a pu déjà pénétrer bien des mystères, doit se servir sans relâche de cette même intelligence qui est son plus bel attribut, pour arriver à la découverte de la vérité, soit dans l'ordre physique ou du monde matériel, soit dans l'ordre moral ou métaphysique. Qu'il poursuive donc avec courage sa mission investigatrice, sans se laisser rebuter par les obstacles; chaque jour soulève un coin du voile, chaque jour amène une découverte. Ce travail incessant, cet usage de nos facultés, n'est-il pas déjà le premier hommage rendu au Créateur? Mais hâtons-nous de sortir du domaine des digressions philosophiques, pour reprendre notre sujet et revenir à la réalité.

Comment le *Tænia*, ainsi que d'autres parasites, se trouve-t-il dans le corps de l'homme; comment y a-t-il pris naissance, comment y est-il arrivé, en un mot d'où vient-il? qui l'y a apporté?

On le voit, nous allons nous trouver en présence de cet interminable problème de la génération spontanée, que nous nous garderons bien de soulever, et encore moins de chercher à résoudre. Nous ne ferons donc qu'indiquer les questions qui se pressent dans notre pensée. Le *Tænia* naît-il spontanément dans le corps de l'homme, sans y avoir été apporté à l'état de germe latent? Dans ce cas, son éclosion est-elle le résultat d'une disposition morbide spéciale, d'une sorte d'état pathologique du sujet chez lequel il se rencontre? Cette éclosion est-elle la manifestation d'une sorte de fermentation chimique, d'*aura* physiologique ou biologique, qu'on nous passe l'expression. On le sait, les savants se trouvent ici divisés en deux camps, les uns disent oui, les autres disent non. De part et d'autre, les champions et les adsersaires de la génération spontanée ont fait valoir, à l'appui de leur thèse, de nombreux arguments. De part et d'autre, on a produit de subtiles et profonds raisonnements, que nous ne voulons pas remettre en scène. On nous permettra, quant à nous, de nous tenir à l'écart et de rester sur la réserve, sur le terrain de l'observation.

D'un autre côté, si l'apparition du *Tænia* n'est pas le résultat d'une éclosion spontanée, comment vient-il se loger dans l'intestin, d'où vient-il ? A-t-il été introduit dans l'économie par les aliments ?

Ce serait alors probable. Dans ce cas, d'où vient lui-même le premier germe apporté à l'état d'œuf microscopique ? Autre mystère. On a parlé de la viande crue apportant des sporules, etc., etc... La mère donne-t-elle à l'enfant qu'elle porte dans son sein le germe du *Tænia* qui se développe à la naissance de celui-ci ? Dans ce cas, la mère ne pouvant, en bonne logique, donner que ce qu'elle a, où a-t-elle pris elle-même le germe qu'elle transmet à son enfant ? Ce germe, par quelle voie est-il transmis à celui-ci ? Est-ce par le sang ? alors il serait entraîné et déposé dans le torrent de la circulation placentaire et ombilicale. Autant de questions, autant de mystères que l'état de la science ne permet pas de sonder, et encore moins de résoudre et de dévoiler.

Répétons donc, pour nous résumer, ce que nous avons déjà eu l'occasion d'énoncer, et ce qui est acquis à la science, c'est que le *Tænia* est un entozoaire androgyne, ayant par conséquent les deux sexes sur le même individu. Les organes générateurs, mâles et femelles, sont réunis dans chaque article de leur corps ; ils pondent des œufs qui, fécondés, se détachent de l'ovaire et reproduisent un nouvel être, en passant par de multiples transformations, dont la description très complexe, et que nous ne voulons pas aborder, nous entraînerait trop loin, en nous faisant sortir des limites de notre sujet, la thérapeutique de cet entozoaire.

Nous arrêterons là ce que nous avions à dire du *Tænia solium*, dont nous n'avons fait qu'ébaucher l'histoire, histoire encore obscure sur plus d'un point; cette question historique surtout demande encore de longues et patientes recherches, ainsi que celle de l'embryologie. Toutefois, même en l'état de la science, il ne nous est pas permis, sans sortir des étroites limites dans lesquelles nous devons nous renfermer, de suivre plus avant les naturalistes, dans ce qui est plus exclusivement de leur domaine; restons donc dans un rôle plus modeste, mais non moins utile et important, celui du médecin.

TÆNIA LATA, TÆNIA INERMIS

OU VULGARIS

TÆNIA MÉDIOCANELLE, MEDIOCANELLATA

Cette seconde espèce de *Tænia*, comme son nom l'indique, diffère essentiellement du *Tænia solium* par un caractère qui lui est propre, caractère négatif, c'est d'être dépourvu de trompe et de crochets.

La tête est donc, suivant la rigueur de l'expression, *inermis*, sans armes, de là le nom de *Tænia non armé*. Tout ce que nous avons dit du *Tænia solium* se rapporte à peu près au nouvel entozoaire que nous avons maintenant à étudier; cette étude sera bien simplifiée, car nous n'aurons qu'à passer en revue les caractères différentiels et à les énumérer. Disons donc, à commencer par la tête, qu'elle est volumineuse à l'inverse de celle du *Tænia solium*, que nous nous rappelons être si petite. Elle présente des taches de pigment tout autour; chez le solium, rien de semblable, la coloration est d'un blanc jaunâtre, comme pour le reste du corps. On voit les quatre ventouses comme chez le *solium*, mais pas de trompe, pas non plus de crochets; en un mot, cette tête n'est pas armée, elle est *inermis*; son cou lanigineux présente des filaments, qui l'ont fait surnommer par quelques auteurs *Tænia à épines*, Pallas l'a désigné sous le nom de *Tænia grisea*, d'autres l'ont appelé *Tænia tenella*, *Tænia dentata* (Batsch).Les articles ou concurbitains ressemblent assez bien à ceux du *solium*, avec lequel il est difficile de les distinguer. Ces articles se détachent avec une extrême facilité, et par conséquent sont rendus de même. L'ensemble du corps n'offre donc pas de caractères qui lui soient propres. Il est frappant d'analogie avec celui du *solium*; toutefois, il est ordinairement plus large, de là la dénomination de *Tænia lata*, *Tænia large*. Le scolex, ou première évolution du germe, n'est pas encore bien connu; il peut facilement se confondre avec celui du *solium*. Il est des auteurs qui les réunissent dans la même description et les tiennent pour identiques.

Quant à la manière de vivre de cet entozoaire dans l'intestin, nous n'avons rien à ajouter à ce que nous avons dit du *solium*; même façon de se comporter chez l'homme, où il exerce les mêmes ravages que son congénère, par conséquent même mode de le combattre, mêmes moyens de s'en débarrasser. Notons seulement cette particularité essentielle à retenir, c'est qu'il se rencontre bien moins fréquemment que le *solium* dans nos contrées. C'est surtout en Belgique et en Allemagne qu'il s'est implanté et qu'il y exerce les mêmes ravages, produit les mêmes désordres que le *solium* exerce et détermine chez nous.

TÆNIA NAIN, TÆNIA NANA

APPELÉ ENCORE TÆNIA ECHINOCOCUS

Ce *Tænia nain*, comme son nom l'indique, est un diminutif en volume des deux espèces dont nous venons de nous occuper; la tête a une trompe garnie de crochets, disposés en double rangée; elle présente un talon assez volumineux.

L'organe sexuel mâle offre un penis court mais bien formé, l'ovaire est ramifié. Les œufs du *Tænia nain* sont fort petits. Quant aux embryons, ou proto-scolex, également fort petits, ils sont armés de six crochets, aussi les naturalistes les ont-ils désignés par la dénomination d'*embryons hexacanthes*.

Les œufs se transmettent très-facilement par les aliments et introduits par ce moyen dans le corps des animaux, surtout des chiens, ils éclosent, se propagent, s'avancent dans tous les organes, même dans les vaisseaux; le foie, le poumon de l'homme en présentent souvent. (*Echinococus hominis et veterinarum*), tel est le nom sous lequel on l'appelle encore. Le chien y est très-sujet; on en trouve quelquefois sur toute la longueur de l'intestin grêle de cet animal, à l'état sexué de *strobite*.

Le *Tænia nain* s'attache aussi au singe, au porc; les ruminants, également, n'en sont pas exempts. Du reste, même mode de destruction que pour les autres *Tænias*. Ajoutons, pour terminer, que l'histoire naturelle de ce ver intestinal demande encore beaucoup de lentes, difficiles et laborieuses recherches avant d'arriver à être complètes. Les explorateurs ont donc là le sujet de vastes et féconds travaux, pleins d'intérêt et pour l'homme d'abord, et non moins utile pour les animaux, dont il fait ses auxiliaires et dont il se nourrit.

A l'œuvre donc et avec courage!

Il nous reste à parler maintenant d'un autre entozoaire, qui, sans être classé dans les *Tænias* proprement dits, appartient néanmoins à la même famille, genre de ténioïdes, deuxième tribu de l'ordre des cestoïdes.

Bothriocéphale

Le nom de *bothriocéphale* (Βοθριὸν petite fosse, κεφαλὴ, tête) est donné à un entozoaire qui exerce aussi une bien fâcheuse influence sur notre organisme. Enumérons sommairement ses principaux caractères anatomiques : Tête dépourvue de crochets, ayant deux focettes latérales en forme de fente, mais pas de ventouses; un corps très-long, rubaniforme, succédant à la tête, de forme ordinairement tétragonale (*bothriocéphale large, latus*) de Bremser; son cou bien caractérisé comme chez le *Tænia*. D'autres espèces ont la tête très-allongée, *dibothrium latum* de Rudolphi; articles très-larges, quadrilatères et non pas allongés, comme chez le *Tænia*. Ce ver présente cette particularité qui, à elle seule, suffirait pour le distinguer du *Tænia*, c'est que les orifices génitaux sont toujours placés au milieu de la face inférieure des articles et non pas au bord, comme cela se voit chez le *Tænia*; le corps est plus large que chez ce dernier, il varie entre douze et quinze millimètres. La longueur est pour l'ordinaire de sept à huit mètres, souvent plus.

Chaque anneau est androgyne. L'organe mâle s'aperçoit distinctement sur la ligne médiane; pénis saillant; un peu en arrière, toujours sur la ligne médiane, s'ouvre l'organe femelle ou oviducte. Cet entozoaire n'est pas du même blanc que le *Tænia*, il est jaunâtre ou grisâtre. Quant à la portion moyenne des anneaux, elle offre une teinte plus foncée, roussâtre, ce qui tient à la coloration plus marquée des ovaires, qui se distinguent par la transparence. Le *bothriocéphale* n'est pas expulsé de la même manière que le *Tænia*, c'est par fragments plus ou moins longs qu'il est chassé de l'intestin et non pas par anneaux isolés cucurbitains ou proglottis, comme chez le *Tænia*. Les œufs qui sont renfermés dans les parties expulsées ne laissent jamais distinguer d'embryons munis de crochets comme chez le *Tænia*. Nous ne voulons pas pousser plus loin l'étude de l'embryologie de cet entozoaire. Nous dirons seulement qu'il se trouve dans l'intestin grêle de l'homme et quelquefois du chien. Il ne coexiste jamais avec le *Tænia solium*, aussi ne se rencontre-t-il que rarement dans les pays où se trouve ce dernier. C'est en Pologne, en Russie, qu'on le rencontre, tandis que ces pays ne présentent que rarement le *Tænia*; chose remarquable, on ne s'en débarrasse pas, comme on pourrait le supposer, en changeant de région, en habitant une autre latitude.

En terminant, disons que les moyens de le combattre sont exactement les mêmes que ceux du *Tænia*; même ténacité de la part de ce ver à se fixer dans l'intestin et à y vivre; mêmes difficultés à l'en chasser.

On rencontre, mais très-rarement, il est vrai, le *Tænia* en compagnie d'autres entozoaires. Rosen parle d'un enfant bien affaibli, âgé de quatre ans, malingre, qui, après l'ingestion d'un petit verre d'eau de vie, administré dans le but de combattre les lombricoïdes, dont on soupçonnait la présence, rendit une quantité considérable d'ascarides vermiculaires, dix lombricoïdes, et enfin plus de quatre mètres d'un *Tænia* très-mince. Nous pourrions citer encore plus d'un exemple analogue de la coexistence d'entozoaires différents chez le même sujet; mais le cas que nous venons de rapporter suffit à bien établir cette vérité.

Abordons donc maintenant le but essentiel de notre travail, la *thérapeutique*, car, nous le répétons, nous n'avons jamais eu la prétention d'écrire un traité *ex-professo* sur le *Tænia* et ses congénères, mais seulement de les combattre et de les détruire. Aurons-nous réussi? Nous osons l'espérer.

DU

TRAITEMENT DU TÆNIA

Coup-d'œil général sur les diverses méthodes en usage.

Tænifuge PUY (Laurent), chimiste à Lyon.

Dans le courant des années 1869 et 1870, nous fûmes appelé à donner des soins à plusieurs malades, dont le faciès altéré dénotait chez eux un état pathologique ancien déjà : amaigrissement général, perte ou diminution notable des forces, teinte jaunâtre de la peau, ventre tuméfié, douleurs vagues dans l'abdomen, avec de notables et sérieuses irrégularités dans les fonctions digestives, céphalalgies fréquentes;

rien d'anormal du côté des organes thoraciques, pas de toux, pas d'expectoration, pas de sueurs nocturnes abondantes, rien, en un mot, qui attestât une affection chronique des voies respiratoires, comme on pourrait le soupçonner à première vue, et après une simple et rapide inspection. Nous dûmes donc porter ailleurs nos investigations.

Chez un de ces malades, l'appétit dépassait les limites ordinaires ; chez un autre existait une véritable polyorexie, c'est-à-dire une faim insatiable. Chez les deux autres, au contraire, il y avait anorexie complète, c'est-à-dire absence d'appétit. Tous avaient ce caractère commun : l'insomnie, une agitation vague avec inquiétude difficile à définir ; des urines limoneuses, l'haleine fétide avec éructations fréquentes, hoquet parfois, quelques vertiges, des vomissements bilieux, dureté et inégalité dans le pouls, avec palpitation du cœur plus marquée, à rhythme irrégulier, diarrhée par intermittence, sentiment de piqûre, de déchirement dans certaines parties de l'abdomen, démangeaison à l'anus, etc., etc. Quant au moral, une sorte d'abattement, de découragement et de nonchalance, ôtant à l'individu toute volonté, toute initiative. Bref, grâce à quelques autres symptômes, nous ne tardâmes pas à reconnaître chez quatre de ces malades l'existence du *Tænia*, vulgairement dénommé *Ver solitaire*.

Dès que notre diagnostic fut bien établi et d'une manière certaine, irréfragable, par la présence de fragments blanchâtres, rubanés dans les selles, nous combattîmes sans plus tarder le mal dans sa source, et nous attaquâmes vivement le taureau par les cornes, suivant l'expression consacrée. Mais si nous connaissions l'ennemi auquel nous avions affaire, ce qui était déjà quelque chose, nous étions loin néanmoins d'en avoir fini avec un adversaire tenace, opiniâtre dans la lutte et revenant toujours à la charge avec une nouvelle vigueur, quand on le croit vaincu et terrassé. Nous avions déjà épuisé tout l'arsenal de la vieille et de la nouvelle thérapeutique, évoqué et remué tous les arcanes de la pharmacopée, que nous étions encore à nous demander si nous réussirions, ou, si nous serions condamné à nous avouer vaincu nous-même et à déposer les armes.

Dispensons-nous d'énumérer ici les nombreux purgatifs, simultanément employés avec les anthelmintiques, ou tour à tour : les amers, les huiles de diverses origines, toutes les écorces de grenadiers du monde, les sels métalliques ou les métaux purs, toujours jusque là succès douteux, résultats incertains, que de vaines et stériles espérances de réussite ! Nous avons fait défiler devant nous successivement la méthode écossaise d'Alston, dont la base est le zinc. Nous y avons ajouté l'étain très-pur en poudre impalpable, suivant Bremser. Nous avons recouru à la méthode de Beck, à base mercurielle, avec tout le cortége des médicaments accessoires, fougère mâle, jalap, gomme gutte, fleurs de pêcher, sans oublier les purgatifs.

La méthode indienne de Buchanan avec l'écorce fraîche de racine de grenadier unie à la poudre de *convolvulus nil* et *d'erythrina monosperma*, à parties égales, n'a pas été non plus oubliée par nous. Parlerons-nous de la méthode si compliquée et si longue dans son emploi de *Clossius?*

Nous avouons n'avoir pas eu le courage de l'essayer dans

la crainte de rebuter les malades et d'ajouter un insuccès à tant d'autres. Nous avons tenté la méthode Bourdier dont l'efficacité a tant été vantée. On sait que l'éther, l'huile de palma-christi, la fougère mâle, la fleur de pêcher en forment la base et les accessoires. Après un long traitement, nous avons été heureux, cette fois, d'enregistrer un succès. Enfin, pour nous résumer, disons que nous avons essayé l'absinthe, l'assa-fœtida, l'amande amère, la coloquinte, l'aloès, le romarin, le tout associé au mercure et à l'étain, suivant la méthode de Richard de Hautesierch. Nous avons puisé aussi dans d'autres auteurs, qui tous offrent des variantes entre eux, sans différer beaucoup sur le fond. Herrenschwand de Vienne, Hufeland de Berlin, Mathieu, pharmacien, aussi à Berlin, Mme Nouffer de Berne, Audier, Rathier, Schmidt, etc., etc. Comme on le voit, ce ne sont ni les méthodes, ni les médicaments qui ont manqué à la médecine, sans en excepter le fameux cousso ou kousso, si vanté et si hautement préconisé dans ces derniers temps comme souverain et héroïque. Eh bien ! avouons-le avec franchise et sans hésiter, malgré tant de richesses, nous nous trouvons encore bien pauvres.

N'oublions pas non plus les pilules de Peschier de Genève, et le remède d'un pharmacien de notre ville, travailleur et chercheur consciencieux, il faut le reconnaître, qui tout en faisant rendre des fragments assez considérables du *Tænia*, le laisse encore vivant dans l'intestin. La graine de potiron, celle de chanvre ont aussi été expérimentées avec un succès douteux ou du moins temporaire, en un mot, toute la matière médicale en usage contre le *Tænia* a été par nous essayée, et cela avec une certaine persévérance. Hélas ! peu de succès !

Nous en étions donc, comme tant d'autres médecins, à chercher, et nous chercherions encore si nous n'avions eu la bonne fortune, bonne fortune inespérée, de rencontrer, quand nous étions bien loin de nous y attendre, un remède que, après une longue expérimentation, nous ne craignons pas de considérer comme un remède efficace, bien supérieur à tous les autres remèdes, certain dans l'immense majorité des cas, simple dans son administration, peu coûteux, prompt et rapide dans ses effets, et par dessus tout, disons-le avec une véritable satisfaction, sans danger aucun, et d'une inocuité complète quelle que soit la faiblesse du sujet, quels que soient son âge et son sexe.

Cette heureuse découverte, dont nous voulons raconter les incidents et les circonstances qui l'ont précédée, est due à un *piocheur*, un jeune chimiste, qui ne s'est laissé rebuter ni par les insuccès, ni par les travaux les plus opiniâtres, ni par les difficultés multiples qu'il a rencontrées sur sa route. Cette découverte, disons-nous, est due à M. Laurent Puy, associé de la pharmacie Goddard, rue de Sully, 51, à Lyon.

Voici dans quelles circonstances il a trouvé la solution du problème, longtemps cherchée, et si vainement attendue de la destruction du *Tænia*. Qu'on nous permette d'entrer dans quelques détails qui ne sont pas sans intérêt pour l'étude de notre sujet.

M. Puy était depuis longtemps tourmenté par un trouble dans les fonctions digestives; les symptômes généraux de dépérissement étaient manifestes et évidents. Le moral aussi était fortement atteint, une mélancolie profonde s'était emparée de lui, son idée fixe était qu'il avait le *Tænia*. Partant de là, il ne rêvait que *Tænia* et des modes de destruction de ce géant des parasites qui affligent l'espèce humaine. Il fit tout pour le détruire, employa tour à tour toutes les drogues préconisées pour arriver à ce résultat, mais vainement; le mal persistait, et ce qui le désolait, c'est qu'il ne rendait pas le moindre fragment de cet entozoaire. Il se mit alors à faire recherches sur recherches, tentatives sur tentatives, investigations pharmaceutiques de tous les genres, tout fut mis en œuvre. Il fit de nombreuses distillations alcooliques de plantes diverses, associées entre elles; il fit des extraits par évaporation à siccité de ces mêmes plantes; il essaya tout sur lui-même, mais toujours des résultats négatifs, pas l'ombre d'une parcelle de *Tænia*, et les mêmes malaises, les mêmes douleurs, les mêmes symptômes persistaient. Un jour, plus accablé que de coutume, et comme désespéré de ses insuccès, il était immobile et rêveur dans son laboratoire, quand une jeune ouvrière, amaigrie et au teint blème et chlorotique, entre dans sa pharmacie et vient lui demander ce qu'il faut faire contre le *Tænia* dont elle se dit affectée. M. Puy l'interroge, écoute la longue narration de ses souffrances, de sa maladie et des divers traitements subis par elle. Il acquiert bientôt la certitude, sur l'affirmation qu'elle a rendu souvent des fragments de ver, qu'elle est réellement tourmentée par cet ennemi intérieur. Il lui vient alors cette heureuse inspiration de faire prendre à cette jeune fille le médicament qui, chez lui, avait toujours échoué et trompé ses espérances. Il lui administre la dose voulue, qu'il fait suivre d'une purgation à deux heures d'intervalle. Mais quelle ne fut pas sa satisfaction quand, quatre heures après environ, la jeune fille lui apporta un magnifique et très-long *Tænia*, avec la tête, et sans la moindre solution de continuité, mesurant de cinq à six mètres de longueur !

Cette jeune fille était radicalement guérie par une seule dose de son remède. Quelques jours après, plus de malaise, les forces reviennent avec le sommeil. Un mois après, la jeune malade n'était plus reconnaissable ; elle avait repris de l'embonpoint, vaquait à son travail ; une véritable transformation, une métamorphose complète s'était opérée en elle.

Mais cette intéressante malade, pour laquelle M. Puy avait une vive sollicitude, connaissait deux autres personnes affectées comme elle de *Tænia*, et avec lesquelles elle avait suivi divers traitements. Elle s'était empressée de leur faire part de sa bonne fortune et de leur indiquer le chemin de la pharmacie Goddard et Puy.

Nouveaux essais chez ces deux malades, suivis d'un double, prompt et incontestable succès. Cette fois la découverte d'un remède, aussi assuré qu'efficace, paraissait complète. M. Puy avait atteint et dépassé chez les autres le but qu'il avait vainement espéré atteindre pour lui. Pendant ce temps-là, préoccupé de ses heureux résultats, de son évident succès, il ne s'était plus inquiété de lui-même, son idée fixe s'était envolée. Mais les malaises reparaissant, il voulut continuer et poursuivre son propre traitement; il le reprit avec persistance, mais rien, il ne rendit pas le moindre fragment de *Tænia*.

Il vint alors nous consulter, nous conta tout ce que nous venons d'exposer. Nous l'examinâmes attentivement à plusieurs reprises, et au bout de quelque temps, nous fûmes convaincu que M. Puy n'avait jamais nourri en lui, recélé dans le tube intestinal ce géant des parasites. Il était simplement affecté d'une variété de névroses et d'une inflammation gastro-intestinale ; de plus il était sous l'empire d'une idée fixe, une sorte de manie.

Depuis ce moment, M. Puy a poursuivi l'application de sa découverte avec une persistance constante.

Il nous a réclamé, non-seulement pour être souvent témoin des résultats inespérés de sa méthode, mais encore il nous a demandé nos conseils dans quelques cas de la pratique médicale, qu'il ne saurait exercer sans méconnaître et violer la loi, qui interdit, même à l'inventeur le plus heureux dans ses recherches, l'exercice de la médecine.

M. Puy fournit et livre son remède comme il vend le moindre sirop, mais son rôle ne va pas au-delà. Il laisse aux médecins le traitement des malades. Il fait appel à leurs lumières pour tous les cas qui nécessitent leur intervention, et c'est dans ces conditions que nous avons été appelé, non pas simplement à contrôler, mais à diriger le traitement, qui, nous l'affirmons saus crainte du moindre démenti, a été, depuis trois ans, couronné du plus solide succès, sans le moindre accident. Nous connaissons plus de 750 cas de guérison, qui avaient résisté à tous les traitements, même les plus énergiques.

M. Puy possède, à l'appui de sa thèse, la plus riche et la plus belle collection de toutes les variétés de *Tænias* qui existe probablement en France et même en Europe. Il serait heureux de la soumettre à l'inspection de tous les médecins, nos confrères, qui voudront bien l'honorer de leur visite.

Tout d'abord, on va nous poser cette question : Quelle est la composition de ce remède, sa nature, son essence, sa formule chimique, son action physiologique sur l'économie, son action thérapeutique, en un mot, son *modus faciendi* sur cet entozoaire qui afflige l'homme, et opère de si épouvantables ravages sur son organisme ?

Nous reconnaissons la justesse de ces questions, auxquelles M. Puy ne veut pas se soustraire, pour ne pas être taxé de charlatanisme. Nous allons satisfaire à toutes ces questions, et leur donner à toutes une loyale, claire et péremptoire réponse.

1° Quelle est la composition, la nature, l'essence et la formule chimique du remède préconisé par M. Puy ?

C'est un extrait entièrement végétal, d'où sont proscrits tous les sels à base métallique ; l'analyse, comme on le voit, n'en est pas facile.

Pourquoi M. Puy ne s'empresse-t-il pas d'en dévoiler la composition ?

Parce que c'est sa propriété, à laquelle il a consacré toutes ses recherches, toutes ses veilles, pour laquelle il a dépensé et du temps et beaucoup d'argent. C'est, en un mot, sa fortune, à laquelle il a droit, fortune dont il dispose en faveur de tous. Le médicament est peu coûteux, il le vend quinze francs; une seule dose suffit presque toujours pour se débarrasser du *Tænia* le plus vivace. M. Puy livre gratuitement son médicament à celui dont l'indigence est constatée et évidente;

2° Comment agit-il sur l'économie, comment tue-t-il le ver?

Son action sur l'organisme est nulle, ou analogue à une simple infusion de violettes ou de mauve. Mais c'est autre chose pour le ver qui n'est nullement tué, comme on le croirait de prime-abord, mais simplement endormi, frappé de coma, comme le serait l'homme sous l'action d'un énergique hypnotique. Le ver est avide, friand même, si l'on peut s'exprimer ainsi, de cette liqueur, qui est pour lui comme une sorte d'atmosphère liquide dans laquelle il s'endort d'un sommeil comateux. Dès qu'il en a absorbé par ses suçoirs ou par endosmose, une minime dose, il est paralysé, ce n'est plus qu'un corps inerte, mais pour quelques heures seulement. C'est dans cet état que, non adhérent à l'intestin, M. Puy se hâte de l'expulser à l'aide d'un purgatif qui ne manque jamais, ou du moins fort rarement, son effet, cas dans lequel on donnerait alors un deuxième purgatif, suivi toujours, cette fois, du succès. L'animal est ainsi évacué vivant, et il suffit de le plonger dans l'eau chaude pour le ranimer et lui voir reprendre ses mouvements ondulatoires.

Nous avons constamment ou presque constamment réussi et il est facile de réussir comme nous. Or, l'action de ce spécifique étant nulle sur notre économie, il s'ensuit que la dose doit être la même pour un enfant comme pour un adulte; pour une constitution débile et détériorée comme pour celle qui serait pleine de vigueur. La méthode Puy diffère essentiellement des autres méthodes, en ce qu'elle ne tue jamais le ver dans l'intestin ; de là jamais de ravages sur cette organe, qui ne subit pas la plus légère irritation ou excitation quelconque. Dans les autres méthodes, on attaque le ver, on lui fait la guerre, on le poursuit ; celui-ci se défend à sa manière, la tête se replie sous les anneaux de son corps, ou s'attache fortement à l'intestin ; ce corps s'agite, il en résulte de violentes secousses, qui détachent un certain nombre d'anneaux, lesquels sont alors rendus au dehors.

Le malade, soulagé un instant, se croit guéri, mais il n'en est rien ; l'animal continue bientôt son travail de désordre sur l'économie ; c'est donc à recommencer indéfiniment, au désespoir des malades et des médecins.

La méthode Puy peut se résumer en deux temps :

1° Endormir le ver par le spécifique ;

2° L'expulser par le purgatif, mais toujours vivant.

Maintenant, nous demandons à tout homme consciencieux : est-il juste, est-il nécessaire de réclamer de M. Puy la divulgation de son secret, pour avoir confiance à sa méthode, qui est efficace, sans le moindre danger ? Qu'importe au malade si avec quinze francs il est guéri, qu'on ait dégagé l'*x* de la formule, si le problème de la guérison est résolu ? Qu'importe l'inconnu, si le résultat est palpable, certain ?

Dans l'industrie, exige-t-on que le voile tombe sur une découverte, avant d'en adopter l'usage ? Evidemment non.

Qu'est M. Puy ? Un chimiste, un inventeur dont les études et les essais ont été dirigés vers la thérapeutique. Il se garderait bien d'usurper et le titre et les prérogatives du médecin. Aussi est-ce dans ces conditions seules, bien entendu, que nous nous sommes chargé d'être son avocat et de défendre sa méthode auprès du corps médical et des Sociétés savantes. Nous croyons donc faire une œuvre vraiment utile, en publiant ce mémoire, et en l'appuyant de l'autorité, si minime qu'elle soit, que peuvent nous donner les doubles fonctions que nous avons exercées à l'Ecole de médecine de Lyon. M. Puy ne réclame qu'une expérimentation froide et dégagée de préventions, de la part de tout investigateur qui recherche avant tout la lumière et la vérité.

Vainement on objecterait que sa méthode n'en est pas une, que c'est tout simplement de l'empirisme. Eh bien! oui, pourrions-nous répondre, nous en convenons, il fait de l'empirisme, mais un empirisme qui guérit et cela suffit aux malades. Que de fois le médecin en est-il réduit là, dans la pratique! que de fois, après avoir épuisé toutes les théories, préconisé les méthodes appuyées et basées sur les raisonnements les plus profonds, les discussions les plus savantes, le médecin en est-il réduit, en présence de l'impuissance d'une médication rationnelle, ou à se croiser les bras, devant un mal qui continue ses ravages et peut amener la mort du malade, ou à recourir à l'empirisme!

Que doit-il préférer, dans ce cas, ou d'une inaction fatale, coupable alors, ou d'un empirisme toujours inoffensif, en admettant même, si l'on veut, des chances d'insuccès.

Après tout, qu'est-ce que l'empirisme en médecine, car nous avons une méthode qui porte ce nom, par opposition à une autre qui s'appelle dogmatique?

Le mot empirisme vient du grec εμπειρια expérience, c'est-à-dire méthode qui repose simplement sur les faits, sur *l'expérience*, la pratique, en un mot, sans tenir compte d'aucune théorie.

N'y a-t-il pas aussi une méthode qui porte le nom de *perturbatrice* et si fréquemment employée? Le médecin agit-il ici, suivant la loi d'une théorie déterminée, bien arrêtée? Evidemment non. Ne nous payons donc pas de mots, mais acceptons les faits, quand ils sont bien avérés, incontestables, et sanctionnés par des résultats, le succès de tous les jours.

Que de remèdes secrets pourrions-nous citer, dont la composition non avouée, mais soupçonnée, et qui sont journellement employés en thérapeutique, quand une fois il est acquis par l'expérience qu'ils guérissent, ou même simplement qu'ils soulagent!

Il est bien évident que si nous acceptons la dénomination d'empirisme pour la méthode Puy, en tant que ce mot sera pris dans une bonne et honnête acception, autant nous la repousserions, et énergiquement, si l'on voyait dans cette expression le synonyme de charlatanisme, cas dans lequel, nous le déclarons hautement, nous n'aurions jamais consenti à prêter à l'inventeur le concours de notre plume, et à l'étayer de notre nom auprès du corps médical, auquel nous sommes fier d'appartenir, et à la considération duquel nous tenons avant tout.

Encore une fois, que les médecins consultent les faits, qu'ils voient par eux-mêmes, qu'ils étudient et qu'ils méditent froidement, sans parti pris, sans prévention aucune, et alors ils prononceront sur l'efficacité d'une nouvelle méthode thérapeutique, que nous leur livrons avec toute confiance. Nous avons tout lieu de croire que leur jugement, sur cette question, sera la confirmation et la consécration du nôtre, nous l'attendons et l'acceptons par avance avee respect et même avec reconnaissance. Si, ce que nous ne prévoyons pas, ils pouvaient nous démontrer que nous nous sommes trompé et que nous avons, tout en restant de bonne foi, marché dans la voie de l'erreur, nous les remercierions de nous éclairer et de nous ramener dans le sentier de la vérité, en ouvrant nos yeux à la lumière.

SYMPTOMES GÉNÉRAUX DE L'EXISTENCE DU TÆNIA

DIAGNOSTIC, SIGNES PATHOGNOMONIQUES

L'ensemble des symptômes qui peuvent rationnellement faire soupçonner la présence du *Tænia* chez les malades, sont très-nombreux, très-variables, très-incertains, pris isolément, et il faut le concours d'un certain nombre d'entre eux à défaut de fragments de vers rendus, signes pathognomoniques, pour établir avec certitude le diagnostic, c'est-à-dire pour pouvoir prononcer avec vérité sur la présence du *Tænia* chez un malade.

Nous allons essayer d'esquisser à grands traits les signes, à l'aide desquels on peut établir le diagnostic, dans la généralité des cas.

Pour cela mettons un peu de méthode dans notre division et dans la description des symptômes :

1° Signes extérieurs, tirés du faciès du malade, de sa manière d'être, de son état moral, de son *modus vivendi*.

2° Signes intérieurs, tirés de l'état des fonctions digestives, phénomènes généraux.

3° Signes pathognomoniques, présence du ver.

Tout d'abord, disons-le, les signes indicateurs du *Tænia* à première vue, sont communs à ceux de bien d'autres maladies; aussi ne faut-il jamais se hâter de prononcer avant d'avoir recouru à un examen sérieux et attentif. Il est permis de soupçonner la présence du *Tænia* chez les individus, dont la face présente une teinte comme plombée ou jaunâtre avec des alternatives de pâleur ou de coloration rouge ou bien encore des plaques roussâtres. L'œil est terne, larmoyant, la pupille est très-dilatée, point de vivacité dans le regard qui offre de la fixité, une sorte de vague égarement et d'hébétude.

Les paupières sont comme tuméfiées, surtout l'inférieure, jaunâtres; cercle à teinte azurée, prurit ou démangeaisons pénibles quelquefois même insupportables vers les narines, fréquentes épistaxis ou hemorrhagies nasales.

L'haleine est fétide, avec des aigreurs fréquentes; le malade est porté à la tristesse, à la mélancolie, résultat du trouble des fonctions digestives.

Voilà sommairement les signes extérieurs pouvant simplement déceler la présence du *Tæni a*, mais bien insuffisants pour établir sûrement son existence. Voyons maintenant les signes intérieurs plus caractéristiques.

Ventre souvent ballonné, tuméfié, avec borborygmes, douleurs intestinales, tantôt légères, tantôt très-vives, tantôt vagues, ambulantes, tantôt fixes; langue blanchâtre, piquetée en rouge, pointe enflammée, céphalalgies fréquentes, douleur sus-orbitaire, parfois très-vive ; trouble complet dans l'appétit souvent nul, quelquefois insatiable, de là la croyance populaire que le *Tænia* absorbe pour son propre compte la nourriture du malade auquel il ne laisse rien ; grossière erreur qu'il n'est pas besoin de réfuter. Disons que bien des fois il y a un dégoût complet des aliments, alternant chez le même malade avec un appétit très-vif ; salive souvent incommode et abondante. Les sueurs sont d'une odeur *sui generis*, fétides, dites *vermineuses*. Les malades éprouvent souvent des bourdonnements ou tintements d'oreilles avec légers vertiges, et comme conséquence, des symptômes de congestion cérébrale, du froid aux extrémités, des frissons intérieurs. On remarque aussi fréquemment une soif nocturne ou même habituelle. Le malade affectionne et recherche les boissons froides, qui lui procurent presque toujours un soulagement marqué.

Il y a souvent des vomissements bilieux, de la cardialgie, de l'irrégularité, de l'intermittence dans les pulsations artérielles. Quant à l'intestin, souvent le siége de douleurs vives, son état est marqué par un trouble fonctionnel habituel ; une constipation opiniâtre alterne souvent avec la diarrhée, s'accompagnant de fièvres irrégulières, démangeaisons à l'anus.

Ajoutons que la persistance de cet état amène ordinairement l'amaigrissement, une faiblesse générale, de l'anxiété, un affaiblissement moral, qui jette quelquefois le malade dans un abattement profond et un découragement complet. Ces symptômes sont ordinairement moins marqués après les repas, mais ils reparaissent d'ordinaire lorsque la digestion est terminée.

Notons encore cette double circonstance qui n'est pas sans valeur, c'est que les malades se plaisent dans le *décubitus abdominal*, c'est-à-dire qu'ils éprouvent un soulagement très-sensible à se coucher sur le ventre.

C'est l'ensemble de ces symptômes qui a été désigné par le professeur Alibert, sous la dénomination d'*helminthiasie*.

Les symptômes du *Tænia* sont donc ou purement locaux ou sympathiques, c'est-à-dire, liés par les fonctions du tube digestif malade, irrité, avec le reste de l'organisme. C'est cette étroite liaison qui rend compte de certains cas graves de catalepsie, de manie furieuse, d'hystérie, d'épilepsie et même de tétanos, comme Alibert l'a observé chez une jeune fille, à l'hôpital Saint-Louis.

Ajoutons que le malade est toujours plus souffrant quand le tube digestif est vide, que quand il est plein. Car, alors les mouvements ondulatoires du ver ont lieu directement sur la membrane muqueuse de cet organe.

Le choc n'est plus amorti par les aliments, il est plus vif, plus sensible, et par cela même la douleur qui en résulte plus intense.

Eh bien! tout ce cortége de signes est loin de suffire pour pouvoir affirmer avec certitude la présence du *Tænia*.

Le signe certain, pathognomonique, c'est l'évacuation de fragments de ver, dans les selles, de ces anneaux que nous avons appelés *cucurbitains*. Jusque là, et sans cela, il n'y a encore que des présomptions.

Mais hâtons-nous d'ajouter que des cucurbitains peuvent

être rendus sans le concours de tous les phénomènes généraux que nous avons énumérés plus haut. Cela est si vrai que le porteur du *Tænia*, dans ce cas, n'est pas le moins du monde malade; sa santé n'a éprouvé aucune altération, ses fonctions digestives s'accomplissent normalement. Appétit ordinaire, bonne digestion, sommeil réparateur, forces musculaires non affaiblies. Ajoutons que le fait du *Tænia* ne s'accompagnant d'aucuns symptômes locaux et généraux est assez rare, mais enfin il a lieu; le médecin ne doit pas l'ignorer; pour nous, nous devions le signaler.

Il nous parait utile de mettre en relief cette circonstance; c'est que bien des fois le *Tænia* existe à son début, sans que le sujet chez lequel il est logé s'en soit douté, et cela depuis un certain temps; une circonstance fortuite, une chute, une secousse violente accompagnée de frayeur, ou d'une vive émotion morale, détermine une perturbation profonde dans l'organisme, un ébranlement, en un mot; alors, et peu après, apparait le *Tænia* rendu par fragments, précédé de quelques-uns des symptômes énumérés plus haut.

CONSIDÉRATIONS THÉRAPEUTIQUES

Autrefois, dans le traitement du *Tænia*, partant de cette théorie que le ver adhérent d'ordinaire aux parois de l'intestin, il était besoin de produire une vive secousse intérieurement pour le détacher, on s'appliquait comme préliminaire, et avant toute tentative, à déterminer cette secousse, cette sorte d'ébranlement par un vomitif. On administrait toujours dans ce but, chez les enfants, les femmes, les sujets faibles en un mot, à susceptibilité nerveuse très-prononcée, l'ipécacuanha à dose variable, soit seul, soit associé au tartrate de potasse et d'antimoine.

Pour les hommes robustes, on avait préférablement recours à ce sel double avant l'emploi de tout remède, et ce n'est qu'après cet emploi, quelquefois répété deux ou trois fois, que l'on attaquait énergiquement l'ennemi par la mise en action du vaste arsenal thérapeutique, et cela avec un succès plus ou moins certain, et dans beaucoup de cas, hélas! assurément négatifs. Toutes ces précautions préliminaires nous paraissent aujourd'hui pour le moins inutiles, aussi conseillons-nous de laisser dormir tout cet attirail de guerre contre le *Tænia*.

Loin de chercher à l'ébranler, à le secouer pour l'attaquer, nous l'étourdissons, nous le plongeons dans le coma par le *Tœnifuge*, nous lui ôtons ses moyens de défense, nous le rendons inerte, et c'est dans cet état que nous l'expulsons à l'aide des purgatifs ordinaires. Comme on le voit, la méthode Puy est plus simple dans son mode d'administration, et bien autrement inoffensive pour l'économie, comme aussi autrement assurée dans ses résultats, ce dont les médecins peuvent facilement se convaincre.

L'influence des saisons, dont on parle généralement pour l'évacuation du *Tænia*, nous a toujours paru nul, l'été et l'hiver étant aussi favorables que le printemps et l'automne avec le *Tænifuge* Puy, que nous avons employé toujours, et en tout temps avec un égal succès.

MODE D'ADMINISTRATION DU TÆNIFUGE

Dose : La dose à administrer est constamment la même pour tous les âges, les mêmes constitutions, et par conséquent pour tous les sexes; que le sujet soit faible, qu'il soit fort, robuste ou non, qu'importe, la dose sera toujours invariable. Pourquoi sera-t-elle uniforme, et pourquoi n'offrira t-elle pas de variations dans sa quantité ? La raison en est bien simple : c'est que son effet sur notre organisme est nul, ou du moins semblable à l'action d'une infusion la plus inoffensive. Dès lors, un peu plus un peu moins de cet *extrait* ingéré, le résultat sera toujours le même. Le *Tænifuge* s'adresse au ver seul. Son absorption par les vaisseaux chylifères est analogue à l'absorption d'un verre d'eau simple. On le prend le matin à jeun, après être resté sans manger depuis midi de la veille, et après l'avoir délayé ou dissout dans une quantité d'eau chaude, qu'on peut faire varier de un quart à un demi-litre ; on peut ajouter du miel ou, à défaut, du sucre à volonté, selon le goût du malade. Le diluvium, ainsi préparé, s'administre en quatre parties égales, à cinq ou dix minutes d'intervalle. Deux heures après, on donne au malade une purgation, dont l'énergie, cette fois, est proportionnée à la situation du sujet, calculée selon sa force, en un mot, sa constitution. C'est ici que l'intervention du médecin est utile, nécessaire même. A lui seul appartient, en effet, de régler avec connaissance de cause, avec sagacité et discernement ce qu'il convient d'ordonner. Retenons que nous n'avons fait jusque-là qu'endormir le *Tænia* d'un sommeil comateux ; il s'agit, maintenant qu'il a perdu toute adhérence au tube digestif, de le chasser au dehors, de l'entraîner loin de sa demeure ; c'est ce que fait toujours, avec plus ou moins de rapidité, la purgation ; si, ce qui a lieu fort rarement, le premier purgatif manquait son effet, on recourrait à un second, suivi toujours cette fois d'un résultat certain. Notons qu'il n'y a aucun inconvénient à laisser manger le malade une heure après la purgation, et cela selon son gré, en se conformant à son appétit. Nous avons constaté que les aliments, loin de troubler l'action médicale du *Tænifuge* et du purgatif, avaient l'avantage de relever les forces du malade affaibli, soit par un jeune de 15 à 18 heures, soit par son état antérieur dû à la présence du *Tænia*. Nous nous sommes toujours bien trouvé de 30 à 50 grammes d'huile d'amandes douces, ou même simplement d'une bonne huile d'olive en émulsion, soit avec une infusion de menthe, soit de tilleul, ou de feuilles d'oranger, que l'on fait prendre au malade, alors que la purgation commence à agir et à produire son effet. Cet oléagineux agit comme lubréfiant sur la membrane muqueuse intestinale. Il facilite mécaniquement le glissement des longs replis du ver sur les parois et circonvolutions du tube digestif. Toutefois, si le malade éprouvait quelque difficulté, quelque répugnance à avaler ce nouveau liquide, on le supprimerait tout simplement, car il n'agit ici que comme accessoire, simple auxiliaire et rien de plus. Mieux vaut donc ne pas l'administrer que de fatiguer en pure perte le malade.

Un détail, sur lequel nous insistons, et que nous recommandons avec le plus grand soin, c'est que jamais, et en aucun cas, il ne faut opérer de traction sur le *Tænia,* quand il commence à sortir de l'intestin. Loin d'en faciliter l'issue, d'en assurer l'expulsion, on s'exposerait toujours à le casser, et alors la partie supérieure contenant la tête, restant dans le tube digestif, reprendrait ses droits, sa vitalité première, et continuerait à exercer ses ravages.

Rappelons que le *Tænia* n'est jamais tué par le *Tænifuge*, mais simplement endormi et chassé, pendant cette sorte de léthargie, par le purgatif qui, en résumé, n'est pas un spécifique contre lui, mais un véhicule le balayant, le chassant en dehors.

Nous recommandons, en un mot, de ne négliger, dans la pratique, aucune des indications que nous avons signalées, car toutes ont leur importance. L'omission de l'une d'elles pourrait faire avorter le succès, sur lequel on est en droit de compter, quand toutes les prescriptions ont été rigoureusement remplies.

NOMS ET ADRESSES DES PERSONNES GUÉRIES

PAR LE TÆNIFUGE PUY

QUI ONT PERMIS DE LES MENTIONNER

Mlle SÉRAPHINE, rue de Sully, 65.
M. CHATANAY, cours Vitton, 45.
Mlle TASTEVIN, cours Vitton, 17.
Mlle LAFLÉCHÈRE, cours Bourbon, 52.
M. BERLIOZ, petite rue de Cuire, 4.
Mme TARAVELLE, cours Viton prolongé, 19.
M. FABRE, rue de Condé, 46.
M. THIBERT, rue Vendôme, 148.
M. OVERNAY, grande rue de la Croix-Rousse, 75.
M. GAUMY, rue Sainte-Elisabeth, 18.
Mme VERNET, rue de Sully, 74,
Mme GAGET, rue Lafayette, 13.
M. MAUCHAMP, rue des Charpennes, 6.
Mme CÉLARD, rue Laurencin, 11.
Mlle FABRE, rue de Foy, 15, à Saint-Etienne.
M. ALABRUNE, rue Luizerne, 6.
M. BERGER, rue Bugeaud, 144.
M. CLERC-RENAUD, quai d'Herbouville, 2.
Mme RUSTANG, rue Vieille-Monnaie, 29.
M. CHABERT, à Villefranche.
M. RUBY, rue de Chartre, 21.
M. REVOL, rue de Sèze, 4.
Mlle LETEILLIER, cours Vitton, 55.
M. BOUVIER, rue Saint-Marcel, 11.

M. Siècle, boulevard du Nord, à Saint-Etienne.
Mme Moine, rue Vieille-Monnaie, 8.
M. Gaillot, avenue de Saxe, 134.
M. Vaillant, rue Madame, 75.
Mlle Faverolle, avenue de Saxe, 191.
Mme Leyrat, rue de Chartre, 65.
M. Billon, côte Saint-Sébastien. 21.
Mme Mutin, rue des Moines, 1.
M. Bilmann, rue de la Vilette, 1.
Mlle Chassaing, avenue de Saxe, 198,
M. Basset, rue Nationale, 144, à Villefranche.
Mlle Lebau, quai Fulchiron, 7.
M. Granger, cours Morand, 51.
Mme Guillot, rue de la Charité, 52.
Mme Gourd, petite rue de Cuire, 10.
M. Grasset, rue Cuvier, 160.
Mlle Goffray, rue de la Charité, 20.
Mme Aligue, côte Saint-Sébastien, 14.
M. Déléaze, rue Neyret, 25.
M. Fiolet, rue Juiverie, 22.
M. Pinoy, cours Morand, 18.
Mme Bargel, rue Tronchet, 74.
Mme Chavanne, rue Sainte-Elisabeth, 18.
M. Rechaussat, rue Tronchet, 30.
M. Luminet, rue Duguesclin, 10.
Mme Paire, rue Dumont-Durville, 50.
M. Hayon, cours Morand, 45.
Mme Dumon, rue Gigodot, 8.
M. Ballandrau, grande rue des Charpennes, 14.
M. Henriot, à Sétif (Algérie).
Mme Mouille, rue de la Gare-de-Vaise, 50.
M. Daxe, rue Cuvier, 124.
Mme Guillet, cours Vitton, 45.
M. Bussat, rue Arthaud, 14.
M. Rey, rue de la Vigilance, 15.
M. Wanrisberg, rue Duguesclin, 64.
M. Pataugle, rue d'Austerlitz, 25.
M. Gavillon, à Sedi-bel-Abès (Oran).

Mme Serpolet, rue du Chariot-d'Or, 26.
M. Wiesgrils, quai d'Herbouville, 5.
M. Antoine, cocher, quai Castellane, 26.
M. Oziol, cours des Chartreux, 8.
Mme Teissier, rue Tronchet, 59.
M. Désembroi, rue de Sèze, 4.
M. Ducret, rue de Sully, 45.
Mlle Jeannette, avenue de Saxe, 197.
M. Chabert, rue Sainte-Hélène, 31.
M. Verdet, rue Robert, 90.
M. Démorel, quai Jaïr, 27.
M. Décôme, rue de Jussieu, 13.
Mlle Dubois, rue de la Quarantaine, 9.
M. Badoile, rue du Belvéder, 6.
M. Chalayère, à Saint-Etienne.
Mme Leroy, à Genève.
M. Caire, montée de la Grande-Côte, 1.
Mme Bonnetin, cours Lafayette, 7.
Mme Moulin, rue Cuvier, 104.
M. Martin, place de la Pyramide, 13.
Mme Girard, rue Duviard, 3.
M. Burnier, montée du Chemin-Neuf.
M, Thivelier, place de Lyon.
M. Randon, rue Duguesclin, 203.
M. Thomassin, quai des Tuileries, 1.
Mlle Fronal, rue Vieille-Monnaie, 13.
Mme Jeannette, rue Saint-Polycarpe, 19.
Mme Dervieux, rue Imbert-Colomès, 16.
Mme Dessarzin, rue Saint-Polycarpe, 50.
Mme Maitre, rue Palais-Grillet, 18.
M. Leroux, rue de Bourgogne, 62.
M. Rochier, rue du Garet, 1.
M. Mathieux, rue de la Visitation, 7.
Mme Guillaud, rue Madame, 51.
M. Quiol, cours de Brosse, 38.
M. Dénisé, aux plaines de Tarare.
M. Borot, rue du Chariot-d'Or, 7.
M. Bernard, grande rue de la Croix-Rousse, 53.

M. Bouvarot, avenue des Tapis, 5.
Mme Ratel, montée Saint-Sébastien, 20.
M. Gouvry, à Saint-Cyr-au-Mont-d'Or.
Mme Favre, montée du Gourguillon, 43.
M. Roquille, rue du Mont-Sauvage, 7.
Mme Bader, rue Tholozan, 2.
M. Blanchet, rue Sainte-Elisabeth, 41.
M. Caire, rue d'Amboise, 10.
M. Bonnard, rue Saint-Georges, 72.
Mme Duclos, boulevard de l'Est, 6, à Villefranche (Rhône).
M. Trouillon, grande rue Saint-Clair, 17.
M. Jouffray, rue Ney, 55.
Mme Veuve Madigner, rue des Capucins, 5.
M. Gerest, rue Monsieur, 62.
Mme Delay, rue des Tables-Claudiennes, 63.
M. Michel (Jules), rue de l'Epée, 3.
Mlle Imbert, rue Malesherbes, 43.
Mme Fossorier, rue Villeneuve, 1.
Mlle Duverger, rue Vendôme, 107.
Mme Crétin, rue des Romains, à Dôle (Jura).
M. Marchini, province de Novare. (Italie).

Lyon. — Imp. Aimé Vingtrinier.

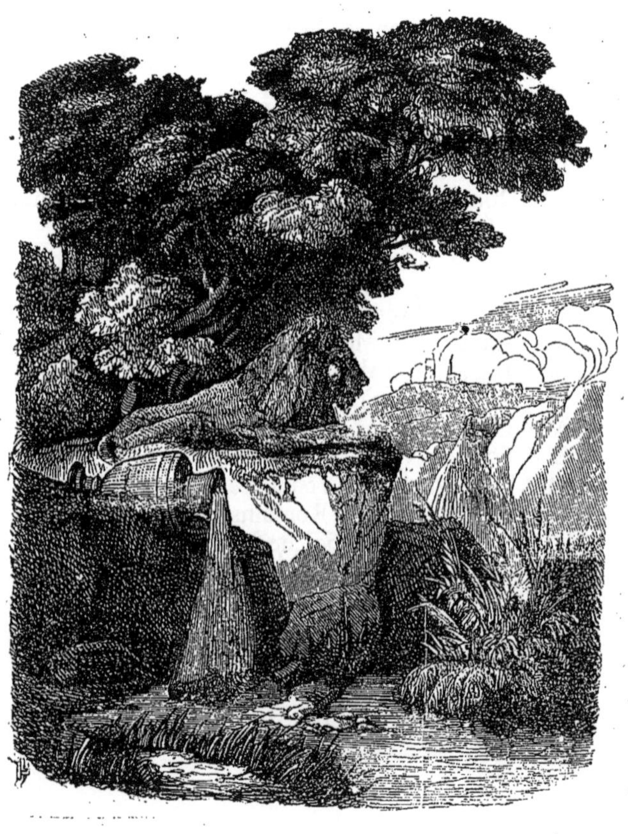

Lyon. — Imp. Aimé Vingtrinier.

www.ingramcontent.com/pod-product-compliance
Ingram Content Group UK Ltd.
Pitfield, Milton Keynes, MK11 3LW, UK
UKHW020415180726
13839UKWH00003B/1320

9 782329 160610